SITZUNGSBERICHTE DER SÄCHSISCHEN AKADEMIE
DER WISSENSCHAFTEN ZU LEIPZIG

Mathematisch-naturwissenschaftliche Klasse
Band 121 · Heft 6

HERBERT JORDAN

ZUM STRATEGISCHEN UND TAKTISCHEN HANDLUNGSSPIELRAUM DER PHYSIOTHERAPIE

Mit 7 Abbildungen und 3 Tabellen

AKADEMIE-VERLAG BERLIN

1989

Vorgetragen in der Sitzung am 3. März 1989
Manuskript abgegeben am 30. März 1989
Druckfertig erklärt am 15. November 1989

ISBN 3-05-500787-5
ISSN 0371-327X

Erschienen im Akademie-Verlag Berlin, Leipziger Straße 3—4, Berlin, DDR - 1086

Lizenznummer: 202 · 100/387/89
Printed in the German Democratic Republic
Gesamtherstellung: VEB Druckhaus „Maxim Gorki", Altenburg, 7400
LSV 2075
Bestellnummer: 764 096 1 (2027/121/6)

00300

Mein heutiger Vortrag hat eine vordergründig pragmatische Zielstellung. Ich möchte in ihm versuchen, die Position des Fachgebietes Physiotherapie (PT) im System der medizinischen Betreuung der DDR etwas durchsichtiger werden zu lassen und im Zusammenhang damit einige grundsätzliche Bemerkungen zum Wesen der medizinischen Behandlung überhaupt zur Diskussion stellen.

Zur Wahl dieses Themas als Plenarvortrag in unserer Akademie veranlaßten mich einmal mehrere Gespräche mit Mitgliedern unserer beiden Klassen, zum anderen unsere Problemdiskussionen zur Komplementarität und schließlich auch gewisse Überlegungen zu aktuellen innerdisziplinären Auseinandersetzungen um die Begriffe „Schulmedizin" und „Erfahrungsheilkunde", die – so meine ich – einige Klarstellungen zur Position und Zielstellung unseres Fachgebietes Physiotherapie erforderlich und wohl auch (so hoffe ich wenigstens) wünschenswert erscheinen lassen.

1

Einleitend dazu zwei Bemerkungen:

1. Der Begriff „Schulmedizin" wurde im Jahre 1876 von dem homöopathischen Arzt Dr. Fischer aus Weingarten geprägt, um in durchaus abwertendem Sinn gegen die damals stark im Aufwind segelnde „Naturheilkunde" gebraucht und ausgespielt werden zu können[1]. Dieser Terminus „Naturheilkunde" besitzt einen ausgesprochen polemischen Charakter und benötigt daher einen Kontext. Er wird gegenwärtig für alle diejenigen ärztlichen Lehr- und Handlungsweisen reserviert, die zur Zeit allgemein anerkannt, ausreichend experimentell untermauert und an den medizinischen Lehranstalten lehr- und lernbar gemacht worden sind. Das Wort „Schulmedizin" umweht aber das Odium des Eingeengten, Reglementierten, ja des Verknöcherten und Innovationsfeindlichen.

2. „Erfahrungsheilkunde" ist derzeit der sicherlich sehr diskussionswürdige Titel des offiziellen Organs der „Gesellschaft für Ärzte für Erfahrungsheilkunde

e. V.“ in der BRD mit dem Untertitel „Acta medica empirica — Zeitschrift für die ärztliche Praxis“[2]. In ihr werden gegenwärtig, kurz gesagt, alle nichtschulmedizinischen Konzeptionen, Theorien und Praxismethoden zusammengefaßt, ohne daß eine genaue terminologische Aus- und Abgrenzung angegeben wird[3] — es ist aber nicht meine Absicht, das Für und Wider der begrifflichen Trennbarkeit im Detail zu erörtern.

Im Zusammenhang damit ist jedoch, glaube ich, folgendes notwendig festzustellen: Die Medizin muß, analog den pädagogischen, strategischen und sozialen Wissenschaften, den sogenannten „Erfahrungswissenschaften“ zugerechnet werden, deren wichtigstes Kennzeichen und oberster Bewertungsmaßstab ihre jeweilige „Brauchbarkeit“ ist, wie dies für die Medizin im besonderen Rothschuh betont hat[4]. Da nun die Medizin selbst eine „Erfahrungswissenschaft“ ist, bedeutet der Terminus „Erfahrungsmedizin“ oder „Erfahrungsheilkunde“ einen gewissen Tautologismus. Das Sammeln aller derjenigen empirischen Befunde, die dem Kranken überhaupt zugute kommen können, ist das Kennzeichen der notwendigerweise ständig auszuübenden beruflichen Tätigkeit eines jeden Arztes.

„Erfahrungswissenschaft“, d. h. also die Szientifizierung der empirisch gewonnenen Sammlungen, muß allerdings über rein subjektive Eindrücke, über „glauben“ oder Vermutungen hinausgehen und muß der medizinischen Beobachtung das gezielte therapeutische Experiment folgen lassen. Sie muß durch wiederholte Überprüfungen die Absicherung einer allgemeinen, also kollektiven Gültigkeit, mit anderen Worten jene von Rothschuh geforderte „Brauchbarkeit“ ermöglichen. Beobachtung und Experiment sind die beiden logischen Konditionen der medizinischen Szientifikation. Die Einzelbeobachtung per se ist unbedingt nötig, von ihr können höchst bedeutsame, ja, revolutionierende Handlungsimpulse ausgehen. Soll aber aus einer „medizinischen Erfahrung“ eine „Erfahrungsheilkunde“ werden (und das meint der Begriff „Erfahrungsmedizin“ eigentlich), so kann auf eine experimentelle Brauchbarkeitsermittlung nicht verzichtet werden — eingeschlossen eine vernünftige und angemessene[5] statistische Bearbeitung. Das aber bedeutet, alle Erfolge der Therapie kompromißlos gegen alle Mißerfolge, Versager und Fehlschläge aufzurechnen. Zudem muß ebenso objektiv nachgewiesen sein, daß beobachtete Therapieerfolge wirklich dem untersuchten Therapiemittel und nicht etwa anderweitigen „peristatischen“ Bedingungen der Behandlungen angerechnet werden müssen[6]. Das berührt die Frage nach einer möglichen Placebotechnik oder nach Vergleichen wirklich homogener Patientenkollektive, die, besonders aus chronotherapeutischer Sicht beurteilt, sehr schwer realisierbar sind[7]. Überhaupt sind alle Empirismen prinzipiell defizitär, weil unvollständig, instabil und begrenzt, wie es Gerok jüngst bezeichnet hat[8]. Wenn diese Grundsätze „schulmedizinischen Denkens“ — sie werden jedenfalls stets als dorthin zugehörig eingeordnet — auch in der sogenannten „Erfahrungsmedizin“ nicht unterschlagen werden und auch dort gewissermaßen Thema und Kontrapunkt des Medizinkonzeptes bilden, gibt es auch keinen eigentlichen Gegensatz zwischen Schulmedizin und Erfahrungsheilkunde mehr. Wer aufmerksam und kritisch die Publikationen der Erfahrungsheilkunde zur Kenntnis nimmt, wird sehr bald die diesbezügliche Spreu vom Weizen trennen lernen.

2

Nun zum Gegenstand der Physiotherapie selbst:

Der besonders im Bereich der sozialistischen Länder Europas, also auch in der DDR, fest eingebürgerte Begriff „Physiotherapie“ (PT), kann synonym zu anderen geläufigen Bezeichnungsweisen unseres Fachgebietes verwendet werden, etwa „physikalische Therapie“, „physikalische Medizin“, „physiatrische Therapie“ oder „Physiatrie“[9], „natürliche Heilweisen“, „Naturheilverfahren“ oder (neuerdings) auch „therapeutische Physiologie“[10]. Selbstverständlich stehen hinter all diesen unterschiedlichen Bezeichnungsweisen und Begriffen mehr oder minder fest umrissene Konzeptionen, Aspekte, Orientierungsschwerpunkte und Plausibilitätserklärungen, auf die hier aber ebensowenig eingegangen werden soll wie auf die Differenzierung von „Schulmedizin“ und „Erfahrungsheilkunde“.

Analog zum Begriff „Arzneimittel“ sprechen wir in der PT von „Physiotherapiemitteln“[11] und verstehen darunter derzeit[12] die in der Tabelle 1 wiedergegebenen Behandlungsverfahren:

Tabelle 1

Physiotherapiemittel

— Kinesietherapie	— Elektrotherapie
— Massagetherapie	— Ultraphonotherapie
— Manuelle Therapie	— Inhalationstherapie
— Hydrotherapie	— Fototherapie
— Balneobioklimatologie (oder Kurorttherapie)	

Die Ausübung der PT setzt demzufolge Ausbildung, Kenntnisse und Fertigkeiten in den genannten Therapiesparten voraus, die durch die Abbildung 1 noch etwas näher beleuchtet werden sollen.

In der DDR ist die PT eine eigenständige Facharztdisziplin mit einem speziellen studentischen Ausbildungsprogramm, einem Weiterbildungsmodus

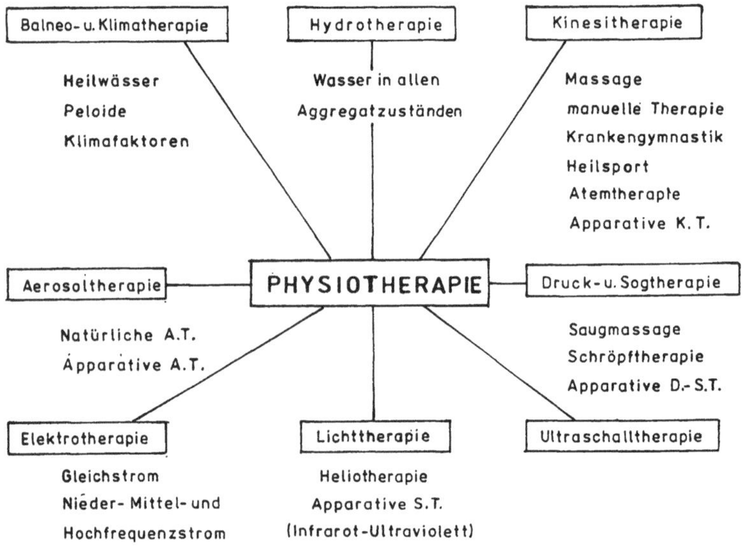

Abb. 1. Physiotherapieverfahren

und einem gelenkten Fortbildungswesen. Die studentische Ausbildung wird derzeit in Form eines „Beleges" mit Zensurwert für das medizinische Staatsexamen abgeschlossen und die Facharztausbildung nach 5jähriger Dauer mit der Absolvenz eines „Colloquiums" vor der zentralen Facharztprüfungskommission beendet.

Die Zusammenstellung in Tabelle 1 und Abbildung 1 läßt unschwer eine Zweiteilung der PT-Verfahren in eine apparative und nichtapparative Gruppierung erkennen. CALLIES trennt konsequent deshalb „Physio"- und „Physiko"-therapiemittel[11]. Für beide Teile sind geschulte Mitarbeiter, die Physiotherapeuten, Angehörige des mittleren medizinischen Personals, erforderlich, die fachschulmäßig ausgebildet werden. Darauf werde ich noch gesondert zu sprechen kommen. Mit den beiden genannten Arten der PT sind therapeutische Effekte zu erzielen, die unter Berücksichtigung didaktischer Gesichtspunkte übergeordnete kategoriale Einteilungen zulassen, etwa „Thermotherapie"[13], „Schmerztherapie", „Kurorttherapie"[14]. Wir sprechen hierbei gerne von „Wirkprinzipien"[15], die auf die mit den Physiotherapiemitteln erzeugten „physikalischen Wirkungen" (Druck, Zug, Sog, Wärme, Kälte, elektrische Wirkungen) zurückgeführt werden. Natürlich sind es aber nicht eigentlich diese physikalischen Kräfte, sondern die von ihnen im Organismus hervorgerufenen reaktiven Antworten, die uns als Ärzte interessieren, desgleichen nicht so sehr die „physiologischen" Effekte dieser physikalischen Kräfte, sondern deren Effizienz auf die pathophysiologischen Phänomene, die die zu behandelnde Krankheit aufweist. Es sei jedoch ausdrücklich betont, daß die Zahl der z. B. in Tabelle 1 ausgewiesenen Behandlungsmöglichkeiten keineswegs erschöpfend ist. Hier wurden nur die bisher gesicherten und erprobten Verfahren berücksichtigt. Ich erinnere z. B. nur an die Problematik der Magnetfeldeffekte, die weder qualitativ noch quantitativ ausreichend abgeklärt sind, besonders, was deren therapeutische Nutzbarkeitseffizienz betrifft. Hier gibt es defizitäre Erscheinungen sowohl auf physikalischer wie auf physiologischer bzw. pathophysiologischer Seite; nicht zu vergessen auch die psychosomatische Ebene. Alle diesbezüglichen Entwicklungsvorstöße können nur begrüßt werden und bedürfen absoluter Förderung.

Zusammenfassend und etwas vereinfachend gesehen, besteht das Einsatzziel von PT-Mitteln vordergründig darin, körpereigene Funktionen anzuregen oder Funktionsketten zu komplettieren, sie chronophysiologisch zu optimieren, regulativ zu verbessern und adaptive Prozesse zu provozieren. Die Hauptgruppe der PT-Mittel umfaßt dabei die Kinesitherapie, Hydrotherapie und die Balneobioklimatologie; der therapeutische Schwerpunkt ist dabei die Inanspruchnahme körpereigener Leistungen, hauptsächlich der Kreislauffunktion, der Thermoregulation und des Stoffwechsels. Damit gehen Bahnung oder Stabilisierung der neuromuskulären Leistung, Ökonomisierung des Kreislaufs, Verbesserung der Sauerstoffutilisation, Anregung des Gesamtstoffwechsels und eine psychomotorische Stimulation einher. Insoweit kann die PT in die Kategorie der „natürlichen“ Therapieformen eingereiht werden, wie sie Hildebrandt genannt hat. Dies alles kann, wie gesagt, unter Zuhilfenahme personeller oder apparativer Assistenz[16] geschehen. Es lassen sich damit sowohl örtliche als auch systemisch übergreifende Effekte erzielen. Letztere werden auch gerne als „unspezifische“ Wirkungen bezeichnet[17], eine Terminologie, die allerdings viel Mißverständnisse hervorrufen kann.

Da PT-Mittel allgemein und im Regelfall seriell angewendet werden, entwickeln sich im Verlauf ihrer Anwendung adaptive Prozesse, die wir gewöhnlich als Akklimatisation, als Gewöhnung, als Habituation bezeichnen; Begriffe, denen jedoch jeweils feste und wohldefinierte Aussagen zugrunde liegen[18]. Insgesamt aber sind Adaptationen als „Regulationen höherer Ordnung“[19] anzusprechen, deren Auftreten einen Zuwachs an leistungsdienlichen Strukturen bzw. Funktionen, also einen Zuwachs an „Bionomie“[20] bedeuten. „Strukturen“ und „Funktionen“ sind dialektisch gekoppelte Sachbezüge in unauflöslicher Wechselwirkung, derzufolge funktionelle Therapiemethoden auch die zugehörigen Strukturen verbessern und umgekehrt. Diese Zusammenhänge sind ja schon 1905 von dem hallenser Physiologen Roux[21], dem Schöpfer der sogenannten „Entwicklungsmechanik“, erkannt worden. Vielfach wird deshalb die PT auch als „funktionelle“ Therapie, d. h. als funktionsübende und -koordinierende Maßnahme, bezeichnet und vordergründig ist sie das wohl auch, wenn man ihr Hauptwirkungsfeld, die Übungsbehandlung der Gliedmaßen-Motorik, im Auge hat. Im Sinne dieser dialektischen Beziehung zwischen Funktion und Struktur muß man den Begriff aber wohl etwas weiter fassen und muß beispielsweise auch die Pharmakotherapie der Digitalisdroge als eine „funktionelle" Therapie ansprechen, zumal sie auch in serieller Applikation (als sogenannte „Digitalis-Kur") zur Anwendung kommt und somit adaptive Prozesse hervorruft, wie wir aus entsprechenden Adaptatbildungen der Myokardstruktur etwa die Hyperplasie von Mitochondrien und Zellsubstanz erkennen können. Es bleibt aber dabei der nicht unwichtige Unterschied, daß die „Droge" eine spezifisch kardiotrope Wirkung ausübt, während die Inanspruchnahme der Skelettmuskulatur, beispielsweise in Form der Kinesitherapie, das kardiozirkulatorische System, den Gesamtstoffwechsel und vor allem auch das Atemsystem funktionell mit beeinflußt, also eine integrative gesamtorganismische Effizienz zeitigt.

Natürlich bleibt unwidersprochen, daß die PT-Mittel im Vergleich zum Pharmakon relativ risiko-, nebenwirkungsarm sind und deshalb bevorzugt in die Therapiekonzeption für langfristige chronische Behandlungen gehören. Körpereigene Leistungen abzufordern, bewirkt ja gleichzeitig ein Training entsprechender Leistungsfähigkeit und bedeutet letztendlich den Aufbau verbesserter Antwortleistungen des Organismus. In solchem Sinne führt beispielsweise die kardiozirkulatorisch äußerst wirksame Kinesitherapie zugleich auch zu einer Begünstigung der Struktur-Funktionsbeziehungen des kardiozirkulatorischen Systems und gibt mithin die Grundlage ab für eine effiziente Sekundärprävention kardialer Leiden. Gezielte Bewegungstherapie gilt deshalb mit Recht als das Herzstück des Aktionsprogramms der „comprehensive cardiac care"[22], wie sie modern genannt wird. Wenn funktionelle Störungen — das wissen wir seit Gustav von BERGMANN[23] — die Vorstufen oder Vorbedingungen der organischen Schädigung darstellen, dann muß die „funktionelle Therapie" in der Lage sein, eben über ihre Wirksamkeit auf die Strukturen auch im Heilungssinne wirksam werden zu können.

Sicherlich hatte unser früheres Akademiemitglied Max BÜRGER mit seiner Bemerkung recht, als er die Zusammenhänge zwischen Struktur und Funktion zu den „Generalthemen des medizinischen Denkens" zählte[24].

3

Eine „funktionsübende" Therapie ist in jedem Falle auch eine belastende Therapie. Vorausgesetzt, daß die „Belastung" tolerabel und dem Zustand des Patienten voll angemessen ist, wird dem Gegenfaktor „Entlastung" im therapiestrategischen Konzept[25] eine entsprechende Aufmerksamkeit zukommen müssen. Die Zusammenhänge zwischen Belastung und Entlastung gehören in das Arbeitskonzept der „Erholungswissenschaft“[26], die „Erholungsbedürftigkeit“ verhält sich umgekehrt proportional zum Belastungsgrad. Die Entlastungsphase muß im Prinzip um so länger ausfallen, je beanspruchender die voraufgegangene Belastungsphase gewesen ist. Diese Zusammenhänge verdeutlicht Abbildung 2, die ich Ihnen schon vor 14 Jahren einmal gezeigt habe.

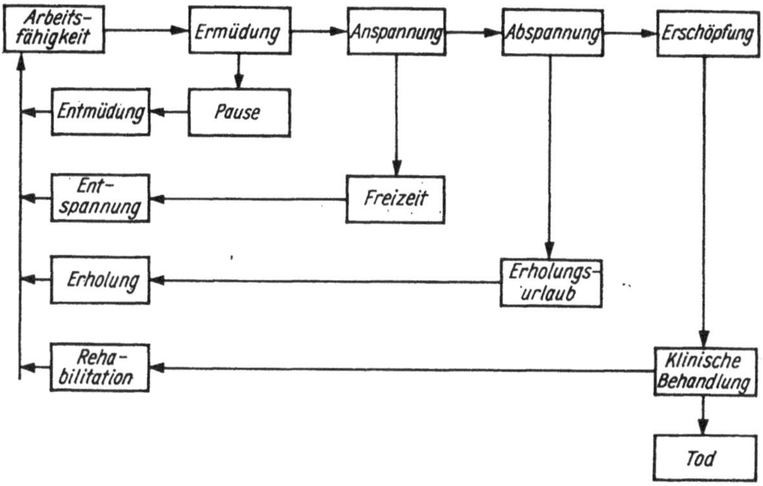

Abb. 2. Zusammenhänge zwischen Erholungsbedürftigkeit und Erholungsvorgang (aus: JORDAN, H.: Kurorttherapie: Prinzip und Probleme. Sitz.-Ber. d. Sächs. Akad. d. Wiss. z. Leipzig. Math.-naturwiss. Kl. Bd. 112, H. 3 (dortige Abb. 5, S. 15). Berlin, Akademie-Verlag 1976.

Die darin sichtbare Reziprozität von Belastungsgrad und Entspannungszeitdauer gilt nicht nur quantitativ, sondern auch qualitativ. „Entlastung“ kann aber auch bedeuten: „Etwas anderes tun als das, was müdegemacht hat“[27]; eine Erkenntnis, die schon auf den russischen Physiologen und Begründer der materialistischen Physiologie Iwan Maximowitsch SETSCHENOW[28] zurückgeht. Auf dieser Erkenntnis beruht die Wirsamkeit des sogenannten „Ausgleichssportes“. Die geläufige Unterscheidung in eine „aktive“ und eine „passive“ Therapie wird den tatsächlichen Gegebenheiten nicht voll gerecht. Ich habe deshalb noch den Begriff einer „quietiven“ Therapie[29] geprägt für alle diejenigen Therapieformen, die unter den Bedingungen äußerer Körperruhe ablaufen, aber doch deutliche körperbezogene Wirkungen aufweisen, wie dies exemplarisch bei der CO_2-Wannenbädertherapie der Fall ist. Hier liegt der Organismus von völliger Ruhe und Entspannung, aber die Effekte des hydrostatischen Druckes, der Temperatur des Bademediums und — in diesem speziellen Falle — des CO_2-Gases erzeugen markante Erscheinungen am Herz-Kreislaufsystem, die unbestreitbar und wohlbekannt sind. Ich habe darüber andernorts publiziert. Aktive, passive bzw. quietive Therapie gehören in das Gesamtkonzept der Physiotherapie, der Begriff „passive" Therapie sollte dann (als im Grunde unzutreffend) entfallen können.

Tabelle 2

Adaptatbildungen

	Beispiele	Zeitbedarf
Kortikal-autonome Adaptation	Lernen bedingte Reflexe Begriffsbildungen	Minuten bis Stunden
Funktionelle Adaptation	Histiotrope Umstellungen regulative Ökonomisierung Abhärtung Synchronisationen	Stunden bis einige Tage
Trophisch-plastische Adaptation	kompensatorische Hyperplasie und -trophie Hautpigmentierung Immunleistungen	Tage bis Wochen oder Monate

Da alle PT-Mittel, wie bereits gesagt, praktisch stets seriell angewendet werden, ergeben sich chronotherapeutisch wichtige phasenhafte Abläufe, die besonders gut im Verlauf einer Kurorttherapie studiert worden sind[30] („Kureintritts-, -akklimatisations-, -end- und -austrittsreaktionen"); sinngemäß gelten sie für alle wiederholten, seriellen Behandlungsmaßnahmen. Deren Habituations- oder Gewöhnungseffekte müssen deshalb bekannt sein, weil mit ihnen auch Wirkungsbeeinträchtigungen oder -verluste einhergehen können, die zu einer zeit- und/oder intensitätsbezogenen Modulation der Behandlungsstrategie führen können oder müssen. Echte adaptive Effekte liegen dann vor, wenn entsprechende Adaptatbildungen beobachtbar werden, wie sie folgende Tabelle veranschaulicht (Tab. 2, aus:[31]).

Im Tätigkeitsbereich der Kurorttherapie finden wir und die breiteste An

Tabelle 3

Balneobioklimatologie als ganzheitlich orientiertes Behandlungssystem

Faktoren	Aspekte	Möglichkeiten
Funktionell-adaptive Serientherapie	Adaptiv-bionomer Aspekt	Physiotherapiemittel Pharmakotherapiemittel
Chronobiologische Ordnung	Chronobiologischer Aspekt	Therapieserie Tagesgestaltung Kurverlauf
Bioklimafaktoren	Bioklimatischer Aspekt	Thermohygrische, aktinische und luftchemische Exposition
Gesundheitserziehung	Hyagoger Aspekt	Passie, aktive Form, allgemeine und spezifische Zielstellung
Subsistenztherapie	Sekundärpräventiver Aspekt	„Laienphysiotherapie", diätetische Regelung, Körperhilfen

wendungspalette der PT-Mittel und zugleich deren ausgeprägteste Form ihrer seriellen Anwendung. Dabei kommen folgende Aspekte in Betracht, die in der Tabelle 3 zusammengestellt worden sind.

Man darf wohl behaupten, daß die Balneobioklimatotherapie in Form der Kurortbehandlung das epitheton ornans „ganzheitlich orientierte Therapie" am meisten verdient[32], da hierbei außer einer kombinierten Anwendung von PT-Mitteln mit der Kurbehandlung eine Exposition an bioklimatische Reize (aktinischer, thermohygrischer und luftchemischer Komplex) und psychosoziale bzw. soziotherapeutische Einflüsse (Kurmilieu, Kurgesellschaft, Landschaft) verbunden ist. Der Kurpatient ist wirklich ein „umgetopfter Kranker"[33] mit einem Totalerlebnis psychophysischer Art, der (im Gegensatz zum Urlauber) unter einer gezielten medizinischen Direktive steht: zweifelsohne mit durchaus noch nicht voll befriedigenden internen und externen Möglichkeiten.

Jede „Therapie" müßte, im weitesten Sinne gefaßt, immer der Versuch sein, den jeweiligen Krankheitsprozeß möglichst umfassend, d. h. sowohl in seiner pathischen als auch in seiner zeitlichen Ganzheit, zu berücksichtigen. Das bedeutet gleichermaßen einen Ringverschluß von den eigentlichen kurativen mit sekundärpräventiven und rehabilitativen Aspekten und umfaßt somit wesentlich mehr als den therapeutischen Vorgang im engeren Sinne. Wir haben es deshalb praktisch mit einem längerfristigen, um nicht zu sagen, chronischen Prozeß zu tun, der von der akuten Behandlungsphase zeitlich weit entfernt liegen kann. Jede Therapiestrategie muß einen solchen Zeitraum in die Überlegungen einbeziehen, d. h., der strategische Handlungsspielraum muß entsprechend weit gefaßt werden. Bei der Erörterung der „funktionellen Therapie" wurde bereits klargestellt, daß mit ihrer Anwendung echte sekundärpräventive Effekte erzielt werden können. Man muß demnach zu der Einsicht kommen, daß (um nochmals mit der HILDEBRANDTschen Terminologie zu sprechen) die „natürlichen", d. h. die körpereigenen Selbstheilungskräfte des Organismus in Anspruch nehmenden Behandlungsformen um so eher und gezielter eingesetzt werden müssen, je länger sich die Therapie — als ein solches Ringschlußproblem aufgefaßt — hinziehen muß. Kurz gesagt: Je länger die Therapienotwendigkeit, um so stärker die Bevorzugung der PT-Mittel — natürlich gilt dies immer unter der Beachtung des obersten Grundsatzes der medizinischen Behandlung überhaupt, der da lautet, es müsse stets diejenige Therapieform gewählt werden, die dem Kranken am schnellsten, am sichersten und am schonendsten oder vorteilhaftesten Hilfe bringt. Das „tuto, cito et jucunde" kann niemals entwertet werden[34], es bleibt die suprema lex des Arztes. Hierbei tritt die PT aus ihrer Rolle als lediglich und wahlweise einsetzbare „Ergänzungsmöglichkeit" heraus und wird zur Ergänzungsnotwendigkeit", womit u. E. ein echter Komplementaritätsaspekt erfüllt wird. Je länger die Therapienotwendigkeit, um so wichtiger der Einsatz „natürlicher" gegenüber anderen Therapiemitteln. Dies eben war für uns der Anlaß, vom „komplementaristischen Aspekt" der Kurorttherapie zu sprechen[35]. Insofern ist der Schluß zwingend, daß eine therapeutische Strategie ohne Berücksichtigung von PT-Mitteln praktisch niemals auskommen kann.

4

Es soll nun noch etwas zu den Einsatzmöglichkeiten der PT im System der medizinischen Betreuung, d. h. im Bereich des Gesundheits- und Sozialwesens, gesagt werden. Die folgenden Abbildung 3 bis 7 mögen das kurz illustrieren. Sie gehen im wesentlichen auf Überlegungen und praktische Erfahrungen von H. KRAUSS, des Seniors der PT der DDR, zurück[36]

Nicht zuletzt muß noch darauf eingegangen werden, daß die PT, wie wohl kaum eine andere Therapieform sonst, auf die Inanspruchnahme eines Mittlers zwischen behandelndem Arzt und Patienten — den Pyhsiotherapeuten — angewiesen ist. Sowohl bei der apparativen als auch (viel mehr noch) bei den nichtapparativen Formen der PT wird die Güte dessen, was der Arzt durch seine Verordnung erreichen kann, praktisch nur durch die Güte des wirklich Behandelnden, des Physiotherapeuten also, bestimmt, besonders gilt dies für die Massage, die Kinesitherapie, aber durchaus auch beispielsweise für die

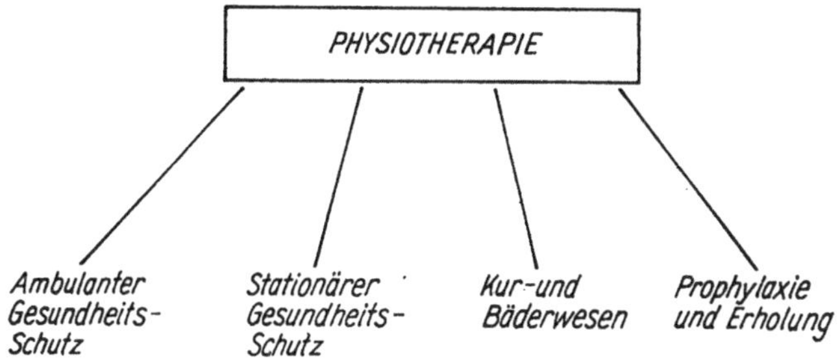

Abb. 3

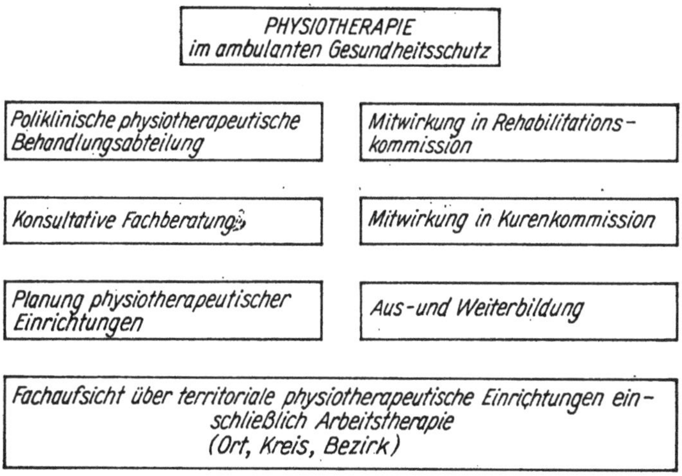

Abb. 4

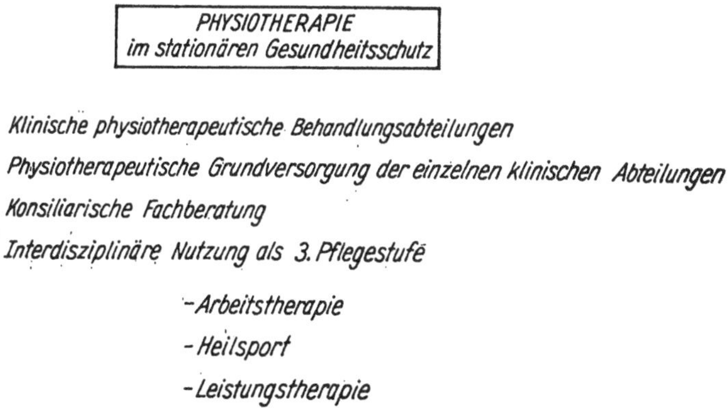

Abb. 5

PHYSIOTHERAPIE
im Kur- und Bäderwesen

Ambulante
sanatorielle
klinisch-sanatorielle
} Kurdurchführung

KUREN mit HEILWÄSSERN (Trink-, Bade- und Inhalationskur)

KUREN mit PELOIDEN (Badekuren)

KUREN mit HEILKLIMAFAKTOREN (Klimakur)

Gesundheitserziehung, „hometraining"-Programme

„Laienphysiotherapie"

Abb. 6

PHYSIOTHERAPIE
in Prophylaxe und Erholung

Aktive Erholung, Training

Sport- und Spieltherapie

Leistungstherapie

Gesundheitserziehung (Beratung und Kurse)

Ernährung

Genußgifte

Lebensführung

Lokalklimanutzung, Kneipptherapie

Abb. 3—7. Aufgabenbereich der Physiotherapie nach KRAUSS (s. Anm. 36)

Hydrotherapie. Nur für die Ausübung der Manuellen Therapie ist der Arzt verpflichtet, selbst Hand anzulegen, denn die ärztliche Befunderhebung am Kranken selbst ist gerade dabei eine conditio sine qua non.

Bei jedem unbeaufsichtigt arbeitenden Physiotherapeuten, der selbstherrlich nach eigenem Gutdünken therapiert, besteht die Gefahr, daß sich eine „Routinearbeit" entwickelt, die im günstigsten Falle Unaufmerksamkeit nach sich zieht, aber auch echte Ausbildungsfehler aufdecken kann, die im Grunde der ursprünglichen ärztlichen Anordnung zuwiderlaufen. Sie müssen naturgemäß zu Mißerfolgen führen, die dann meist irrtümlicherweise der Therapie selbst zur Last gelegt werden. Effiziente PT ist deshalb wirklich nur in einem

Teamwork zwischen behandelndem Arzt, dem Facharzt für Physiotherapie und dem Physiotherapeuten realisierbar. Der Facharzt für PT hat die Aufgabe der Kontrolle und Anleitung des oder der Physiotherapeuten bzw. des „Fachphysiotherapeuten“, den es inzwischen auch gibt. Die Aus- und Weiterbildung der Fachkader ist entsprechend aufgebaut. Die Notwendigkeit dazu ergibt sich, weil bestimmte Behandlungsverfahren — ich nenne als Beispiel nur die neuromuskulären Erkrankungen, für die recht differenzierte Therapiemethoden, etwa die der propriozeptien muskulären Fazilitation (PNF-Methode) — besonders erfolgversprechend sind und gekonnt werden müssen.

Die Festlegung eines Behandlungsplanes sollte deshalb — wo immer möglich — zumindest zwischen behandelndem Arzt, Facharzt für PT und dem behandelnden Physiotherapeuten abgestimmt und praktisch kontrolliert werden. Auf jeden Fall sollte ein Facharzt für Physiotherapie als Konsultant rasch zur Verfügung stehen. Deshalb ist die Grundversorgung unserer Patienten an den Auf- und Ausbau eines entsprechenden Systems von Fachleuten gebunden. Entsprechende zentrale Festlegungen sind auch — zumindest für den Verantwortungsbereich der Bezirksärzte — getroffen worden.

Die langfristige Anwendbarkeit erlaubt nicht nur, sondern sie verpflichtet auch zur Fortführung der funktionellen Therapie zu Hause, also der sogenannten „Laienphysiotherapie“ in Form eines „Hausübungsprogrammes“. Das funktioniert aber wirklich effizient erst dann, wenn solche Hausaufgaben, die dann nach Vorgabe zu absolvieren sind, ausführlich und laienverständlich genug abgefaßt worden sind, etwa durch Strichmännchen mit Texten (im Zeitalter der Videotechnik gibt es natürlich auch modernere Möglichkeiten); im Grunde genügt schon ein mehrmaliges „Vorturnenlassen“ vor fachgerechten kritischen Augen und/oder auch vor dem Spiegel. Solche Hausübungsprogramme müssen allerdings sehr sorgfältig durchdacht und vor allem so ausführlich wie möglich sein, um wirkungslose falsche Ausführung der Übungen nach Möglichkeit zu vermeiden. Ich zeige Ihnen dazu das Übungsprogramm zur weiteren häuslichen Behandlung einer Koxarthrose des Instituts für Physiotherapie der Friedrich-Schiller-Universität Jena (im Original demonstriert).

Die Zeit erlaubt es mir leider nicht, eingehender auf die besondere Stellung der PT als „Chronotherapie“[37] zurückzukommen, d. h. auf die zeitstrukturellen Eigenheiten der PT. Als kurmäßig bzw. seriell angelegte Therapieform ist hier der Schwerpunkt die tägliche Anwendung, gegebenenfalls auch mehrmals täglich, die zumeist auch eine gewisse Steigerung des Belastungsgrades der jeweiligen Übungen darstellt. Die „Rhythmotherapie“ der PT richtig zu beleuchten, wäre ein gesondertes Vortragsprogramm.

Das Erreichbare in der PT wirklich zu erreichen, ist eine ausgesprochen anspruchsvolle Zielstellung, besonders wenn man noch die schon angesprochene Mitverantwortung des Physiotherapeuten auch in psychologischer Hinsicht einbezieht. Die psychische Bindung des Patienten an den Physiotherapeuten — nicht nur an den Arzt selbst — ist gewöhnlich viel intensiver als es auf den ersten Blick hin erscheint. Wenn man vom „Arzt als Droge" bei jeder therapeutischen Zuwendung des Arztes zum Patienten spricht und diese in die Kalkulation einbeziehen muß, so erweitert sich dies bei der PT auch auf eine diesbezügliche Einbeziehung des Physiotherapeuten.

Unser Gesamtstand der PT ist, international beurteilt, nicht schlecht, aber sicherlich auch noch verbesserungsbedürftig. Wir unterstützen und begrüßen die insgesamt deutlich bemerkbare Hinentwicklung der PT zur psychosomatischen Kurmedizin, die weltweit im Gange ist. Sie erfordert eine Verstärkung der Kooperative zwischen allen beteiligten Gliedern des PT-Teams.

Ich möchte abschließend nochmals auf die Worte hinweisen, mit denen ich schon meine Würdigung des 100. Geburtstages unseres Altmeisters der PT, Julius GROBER, in unserer Fachzeitschrift für Physiotherapie der DDR einleitete. Sie stammen von Lord HORDER und seinem Mitarbeiter B. KIERNANDER aus dem Jahre 1958[38]: „Man kann nicht leugnen, daß die an einen Facharzt für physikalische Medizin zu stellenden Anforderungen sehr groß sein müssen. In keinem anderen Zweige der Heilkunde bedarf es so sehr breiter und tiefer Erfahrung ... Dieser Arzt muß ... ein wirklicher Meister der Heilkunst sein." Ich darf diesem Zitat noch hinzufügen: dieser Arzt wird sehr, sehr viel lernen müssen, wenn er dieser seiner bestehenden Verantwortung voll gerecht werden will.

Anmerkungen

[1] zit. n. ROTHSCHUH, K. E.: Das Verhältnis von „Schulmedizin" und „Naturheilkunde" in historischer Sicht. Dtsch. Ärztebl. Ausgabe B 81 (1984) 122—125.

[2] erscheint im Verlag K. F. Haug GmbH & Co. Heidelberg.

[3] Die Anzahl hierher gehöriger Konzeptionen, Behandlungsverfahren und Praktiken ist groß; hier sollen nur einige beispielhafte Angaben dazu erfolgen: Hydro-, Balneo- und Bewegungstherapie, Diätetik, Ernährungstherapie, Atemtherapie, Entspannungstherapie, Sauna, Massagetherapie, Physiotherapie, Symbiosetherapie, Ordnungstherapie, Umstimmungstherapie, Ausleitungstherapie, Regulationstherapie, Neuraltherapie, Gesamtmedizin, biologische Medizin, bioenergetische Medizin, selektive O_2-Ionentherapie, Ozontherapie, hämatogene Oxidationstherapie, gezielte Zellimmunität, Fußsohlenreflexzonenmassage, Akupunktur. Siehe dazu auch SCHIMMEL, K. Ch.: Lehrbuch der Naturheilverfahren. Bd. 1. Stuttgart, Hippokrates 1986. — Auf die einzelnen Anschauungsweisen kann hier nicht eingegangen werden. Die Eigenständigkeit, Einordenbarkeit und Abgrenzung der PT-Methoden bzw. PT-Mittel wird hierdurch erschwert.

[4] ROTHSCHUH, K. E.: Iatrologie. Zum Stand der klinisch-theoretischen Grundlagen diskussion. Eine Übersicht. Hippokrates 49 (1978) 3—21.

[5] „Angemessen und vernünftig“ soll darauf hinweisen, daß durchaus nicht jedes allgemein gängige biometrische oder statistische Vorgehen gleichwertig und erfolgreich ist, einen behaupteten Sachverhalt beweiskräftig zu machen. Mathematische Fehler, Ansatzfehler (z. B. der a:(a – b)-Effekt), und/oder logische Fehler können sich bei nicht durchdachter Anwendung von an sich fehlerfreien statistischen Methoden ergeben und das Ziel „gesicherter“ Ergebnisse nicht erreichen lassen. Das vorliegende Sachproblem bestimmt die Auswertemethode. Die Praxis beweist die Notwendigkeit dieses ausdrücklichen Hinweises.

[6] Unter „Peristase“ einer Therapie seien hier alle Umfeldfaktoren und -effektoren zusammengefaßt, die therapierelevante Begleitumstände darstellen. Beispielsweise können bei der Kurorttherapie deren sogenannte „back-ground“-Faktoren eine ganz beträchtliche Rolle spielen (Jahreszeit der Kurbehandlung, Landschaft, biosoziales Milieu, Elemente der Kombinations- oder Begleittherapie), die u. U. effizienter sein können als die eigentlichen „Kurorttherapeutika“ selbst.

[7] Besonders gilt dies für die saisonale Beeinflußbarkeit und die dadurch bedingte erhöhte interindividuelle Varianz von Laborwerten (s. dazu Röcker, L. u. Mitarb.: Jahreszeitliche Veränderungen diagnostisch wichtiger Blutbestandteile. Klin. Wochenschr. **58** (1980) 769–778).

[8] Gerok, W.: Wissenschaft und Erfahrung im Bereich der Medizin. Freiburger Universitätsblätter Heft 100 (Juni 1988) 33–45.

[9] Die Bezeichnung „Physiatrie“ geht auf Dr. Lorenz Gleich (1860) zurück (Gleich, L.: Physiatrische Schriften (1849–1858). München, Franz-Verlag 1860), zit. n. Rothschuh l. c. 1984. – In der ČSSR ist dieser Ausdruck heute noch gebräuchlich.

[10] Der Begriff wurde von Hildebrandt geprägt (Amelung, W., u. G. Hildebrandt: Balneologie und medizinische Klimatologie. Bd. 1–3. Bd. 1: Therapeutische Physiologie. Grundlagen der Kurortbehandlung. Berlin–Heidelberg–New York–Tokyo, Springer-Verlag 1986). Er mag sprachlich nicht voll befriedigen, versteht sich aber von der Zielsetzung her, die Maßnahmen einer „natürlichen“ von denen einer „künstlichen“ Therapie prinzipiell abzugrenzen. Unter „natürlicher“ Therapie versteht H. alle Prozeduren, die den Fähigkeiten des Organismus zur „Selbstheilung“ dienlich sind. Auch diese Einteilung soll im folgenden nicht weiter diskutiert werden.

[11] Der Begriff „PT-Mittel“ wurde von Callies gewählt und hat sich als didaktisches Verständigungsmittel rasch eingeführt (Callies, R.: Physiotherapiemittel – Dosierungsstrategie – Differentialtherapie. Z. Physiother. **34** (1982) 41–45).

[12] „Derzeit“ bezieht sich auf die Festlegungen des Rates für Medizinische Wissenschaft beim Ministerium für Gesundheitswesen der DDR zur Entwicklung von Komplextherapien und Alternativen zur Arzneimitteltherapie vom 02. 06. 1983. – Siehe dazu: Callies, R., H. Jordan u. D. Reinhold: Zur Position der Physiotherapie im therapeutischen System. Z. Physiother. **37** (1985) 51–56.

[13] „Thermotherapie“ darf nicht mit „Wärmetherapie“ identifiziert werden; sie umfaßt im eigentlichen Sinne alle therapeutischen Verfahren, bei denen dem Organismus entweder Wärme zugeführt oder solche entzogen, durch die also dessen Eigennormaltemperatur mehr oder minder verändert wird. Herkömmlicherweise werden hydro- (warmes, kaltes Wasser, Eis), elektro- (Kurzwelle), mechano- (Ultraschall) und licht-

thermische Verfahren (infrarote, ultraviolette Strahlung) unterschieden („Physikotherapiemittel“ n. CALLIES (11)).

14 Der Begriff „Kurorttherapie“ wurde 1975 vom Verfasser als Sammelbegriff für alle diejenigen Fach- und Sachgebiete eingeführt, die zur wissenschaftlichen Fundierung einer effektiven kurörtlichen Medizin erforderlich sind. Kurorttherapie bedeutet „eine komplexe Reizserientherapie am Kranken im veränderten biophysikalischen und biosozialen Mileu“ und bedarf daher eines weitgespannten Arbeitsrahmens, der annähernd mit den Arbeitsbereichen Kurortlehre, Kurmittellehre, Kurenwesen (als „Kurortwissenschaft“ zusammengefaßt und der „Kurorttherapie“ gegenübergestellt) gekennzeichnet werden kann (JORDAN, H.: Kurorttherapie. 1. Aufl. Jena, VEB G. Fischer Verlag 1975). In der BRD hat sich der Ausdruck „Kurortmedizin“ als zweifelsohne noch präzisere, weil umfassendere Bezeichnung eingebürgert.

15 Die „Wirkprinzipien“ der Therapie lassen sich unterschiedlich definieren; diskussionsfrei ist keine der bisher vorgelegten begrifflichen Fassungen (Ausschaltung, Lenkung, Ersatz, Schonung, Normalisierung, Kräftigung — Begriffe, die auch HILDEBRANDT benutzt (HILDEBRANDT, G.: a. a. O., Tab. 1, S. 4)).

16 Unter „apparativer“ Assistenz wird in diesem Zusammenhang die Zufuhr nicht körpereigener Energie verstanden; z. B. Licht, elektrische Ströme, Ultraschall, Wärme, Kälte u. ä. m.; personelle Assistenz wird beispielsweise geleistet bei der Massage, der Kinesitherapie.

17 „Unspezifische Reize“ werden allgemein solche genannt, für die im Organismus keine speziellen Rezeptoren vorhanden sind, die mehrere „Klassen“ von Rezeptoren zugleich erregen können oder lokal nicht enger begrenzbar sind. Diese „Begrenzbarkeit“ und andererseits auch die noch größtenteils unbekannten „Generalisationen“ oder „Mitbeteiligungen“ (sie können z. B. die Nocizeptoren betreffen und systemische Stressreaktionen provozieren) bergen eine große Unsicherheit in sich und lassen diese begriffliche Trennung als praktisch unbrauchbar erscheinen (s. dazu HOFF, F.: Unspezifische Therapie und natürliche Abwehrvorgänge. Berlin, J. Springer Verlag 1930).

18 GLASER, E. M.: The Physiological Basis of Habituation. London, Oxford Univ. Press 1966.

19 siehe dazu: GOLENHOFEN, K.: Physiologische Aspekte zur Soziosomatik des Kreislaufs. Verh. Dtsch. Ges. Kreislaufforsch. **32** (1966) 23—37 (Zitat: S. 24).

20 „Bionomie“: Unter diesem Ausdruck versteht ROTHSCHUH „die allen normalen Bildungen, Reaktionen und Lebensvorgängen eigene, objektiv gegebene primäre Gerichtetheit, Abgestimmtheit, Dienlichkeit bzw. Angemessenheit der Struktur- und Betriebsglieder für den Vollzug der Lebensleistungen einheitlicher, raumzeitlicher organismischer Systeme“ (ROTHSCHUH, K. E.: Theorie des Organismus. München—Berlin, Urban & Schwarzenberg 1959, S. 302).

21 Die ROUXschen Erkenntnisse der Entwicklungsmechanik gipfeln in dem Prinzip, daß der menschliche Organismus immer bestrebt ist, mit einem minimalen Aufwand an Struktur ein Optimum an Funktion zu erreichen und umgekehrt, daß durch eine optimale Funktion ein Minimum an strukturellem Aufwand erzielt werden kann (ROUX, W.: Die Entwicklungsmechanik: ein neuer Zweig der biologischen Wissenschaft. Vorträge und Aufsätze über Entwicklungsmechanik des Organismus. H. 1 Leipzig, W. Engelmann 1905).

22 Halhuber, M.: Rehabilitation des Koronarkranken. Perimed-Fachbuch. Erlangen, Verlagsgesellschaft mbH 1982.

23 Bergmann, G. v.: Funktionelle Pathologie. Berlin, Springer Verlag 1936.

24 Bürger, M.: Funktion und Struktur: zugleich eine Warnung vor dem „Verlust der Mitte" in der inneren Medizin. Münch. med. Wochenschr. **100** (1958) 1809–1813.

25 Jordan, H.: Belastung und Entlastung in Pathogenese und Hygiogenese – Eine Konzeption zur Physiotherapie. Diaita **13** (1967) 4, 3–6.

26 Zum Begriff „Erholungswissenschaft" s. Hittmayr, A.: Wissenschaft vom Urlaub. Münch. med. Wochenschr. **101** (1959) 1329–1333. Aus dieser Arbeit entstammt auch das Schema d. Abb. 2. Zu den Zusammenhängen von „Erholung" und Landschaft, siehe auch Jordan, H.: Ärztliche Anforderungen an den Charakter und die Gestaltung einer „Erholungslandschaft". Arch. Naturschutz u. Landschaftsforsch. **10** (1970) 2/3, 199–206.

27 Gibert-Queralto, J.: Etat actuel du traitement de l'athérosclérose. Acta Cardiol. Angéiol. Int. **12** (1963) 51–55.

28 Setschenow, zit. n. Bykow, K. M.: Lehrbuch der Physiologie. Berlin, Verlag Volk und Gesundheit 1960.

29 Jordan, H.: Quietive Therapie. Physikalische Therapie in Theorie und Praxis **9** (1988) 373;
derselbe: CO_2-Bädertherapie heute. Med. Ges. Badeärztevereinigung d. Hess. Bäderverbd., Bad Homburg v. d. Höhe, 23. 03. 1988; ferner Jordan, H.: Fortb.-Tg. „Aktuelle Physiotherapie' d. Friedrich-Schiller-Universität Jena, 04. 02. 1987.

30 siehe dazu: Balneologie und medizinische Klimatologie, hrsg. v. W. Amelung u. G. Hildebrandt, Bd. 1: Therapeutische Physiologie. Grundlagen der Kurortbehandlung (bearb. v. G. Hildebrandt). 6. Physiologische Adaptation (S. 51ff).

31 Jordan, H.: Balneobioklimatologie – eine Zielstellung im Mensch-Umwelt-Konzept. Sitz.-Ber. d. Sächs. Akad. d. Wiss. z. Leipzig. Math.-naturwiss. Kl. Bd. 114, H. 6. Berlin, Akademie-Verlag 1981, S. 14.

32 Jordan, H.: Balneobioklimatologie – ein praktisches Beispiel ganzheitlich orientierter Therapie. Wiss. Koll. üb. Kurorttherapie. Kliniksanat. Bad Gottleuba, 09. 06. 1988.

33 Jordan, H.: Kurorttherapie. 2. überarb. Aufl. Jena, VEB G. Fischer Verlag 1980; bringt das Wesen der Kurorttherapie auf die Kurzformel: Kurorttherapie ist eine „komplexe Reizserientherapie am Kranken im veränderten Milieu".

34 Bock, H.-E.: Münch. med. Wochenschr. **115** (1973) 1269–1274. „Oberstes Ziel bleibt Hilfe und Heilung von leidenden Menschen. Tuto, cito et jucunde" – Festvortrag zum 70. Geburtstag v. Prof. Frh. v. Kresz in der Berliner Medizinischen Gesellschaft am 31. 01. 1973.

35 Der „komplementaristische Aspekt" soll verdeutlichen, daß ich mich dabei auf den Komplementaritätsbegriff beziehe, wie ihn Niels Bohr zum besseren Verständnis der Mikrophysik in den 20er Jahren eingeführt hat. Die Physiotherapie stellt nicht nur eine „Komplettierung", eine Ergänzungs**möglichkeit**, sondern eine Ergänzungs**notwendigkeit** dar, die nach meiner Überzeugung zu jeder therapeutischen Strategieüberlegung gehört. Siehe dazu auch Jordan, H.: Die Position der Physiotherapie im therapeutischen System aus komplementaristischer Sicht. Z. Physiother. **38** (1986)

139–144, dito Festvortrag a. d. 93. Kongr. d. Dtsch. Ges. f. Physikal. Medizin u. Rehabilitation v. 20.–22. 10. 1988 in Bad Homburg v. d. H.: „Komplementaristische Aspekte der Therapie", publ. in Z. phys. Med. Balneol. med. Klimatol. 17 (1988) 5, 261–265.

Zum Komplementaritätsproblem selbst, siehe meinen Beitrag: „Der Komplementaritätsbegriff in seinen Beziehungen zur Medizin". In: BUCHHEIM, W. (Hrsg.): Beiträge zur Komplementarität. Abh. d. Sächs. Akad. d. Wiss. z. Leipzig. Math.-naturwiss. Kl. Bd. 55, H. 5, S. 49–55. Berlin, Akademie-Verlag 1983.

[36] KRAUSS, H.: Stellung der Physiotherapie im phasischen Krankheitsablauf und in der Organisation des Gesundheitswesens. Arch. phys. Ther. 22 (1970) 4, 169–174.

[37] Zur Literatur des Begriffes „Chronotherapie" siehe die Übersichten in HILDEBRANDT, G. a. a. O. III. Die Kur: Kurverlauf, Reaktionsstruktur und Kureffekt, insbes. S. 192. Besser ist vielleicht der Begriff „zeitordnende Therapie".

[38] Lord HORDER, u. B. KIERNANDER: The future of Physical Medicine (Die Zukunft der physikalischen Medizin), übersetzt v. J. Grober u. L. Khin. In: Ergebn. phys.-diät. Ther. 6 (1958) 1–9.

Bei Fragen zur Produktsicherheit wenden Sie sich bitte an:
If you have any questions regarding product safety,
please contact:

Walter de Gruyter GmbH
Genthiner Straße 13
10785 Berlin
productsafety@degruyterbrill.com